DE
L'EMPLOI DU STROPHANTUS
DANS
LA THÉRAPEUTIQUE INFANTILE

Par le Docteur MONCORVO

Professeur de clinique des maladies de l'enfance à la Polyclinique de Rio-Janeiro
Membre titulaire de l'Académie de médecine de Rio-Janeiro
Professeur honoraire à la Faculté de médecine de Santiago du Chili
Correspondant de l'Académie royale des sciences de Lisbonne
De l'Académie royale de médecine de Rome
De l'Académie royale de médecine de Barcelone
De la Société royale des sciences médicales et naturelles de Bruxelles
Des Sociétés de médecine de Paris, Bordeaux, Marseille, Reims
Alger, Lisbonne, Genève, Buenos-Ayres, Santiago du Chili
De l'Académie de médecine de Lima
Récompensé par l'Institut de France (prix Montyon)
Et par l'Académie de médecine de Paris (prix Desportes), etc., etc.

PARIS
O. BERTHIER, LIBRAIRE-ÉDITEUR
104, BOULEVARD SAINT-GERMAIN, 104
—
1890

DE L'EMPLOI DU STROPHANTUS

DANS

LA THÉRAPEUTIQUE INFANTILE

DERNIERS TRAVAUX DU MÊME AUTEUR

Da dilataçao do estomago nas creanças. De la dilatation de l'estomac chez les enfants. Rio-Janeiro, 1883. 1 vol. Chez Leusinger et Filhos.

De la nature de la coqueluche et de son traitement par la résorcine. Paris, 1884. 1 vol. Chez O. Berthier, éditeur.

Traitement du spina-bifida par les injections indo-glycérinées. Paris, 1884 Chez H. Lauwereyns, éditeur.

Contribution à l'étude de la sclérose multiloculaire chez les enfants. Paris, 1884. 1 vol. Chez O. Berthier, éditeur.

De la coqueluche et de son traitement par la résorcine. Paris, 1885. 1 vol. Chez O. Berthier, éditeur.

De l'emploi du chlorhydrate de cocaïne dans le traitement de la coqueluche. (Extrait de l'*Uniao medica*). Rio-Janeiro, 1885, et *Bull. génér. de thérap.*, 30 septembre 1885.

De la dilatation de l'estomac chez les enfants et d'un nouveau moyen d'exploration pour la reconnaître. Reproduit de la *Revue mensuelle des maladies de l'enfance.* Paris, septembre 1885.

De la température de la paroi abdominale dans les cas d'entérite aiguë et chronique. Reproduit de la *Revue mensuelle des maladies de l'enfance.* Paris, septembre 1885.

De l'éléphantiasis des Arabes chez les enfants. Broch. in-8°. Paris, 1886. G. Steinheil, éditeur.

De l'asthme dans l'enfance et de son traitement. Paris, 1888, O. Berthier.

De l'étiologie de la sclérose en plaques, chez les enfants, et notamment de l'influence pathogénique de l'hérédo-syphilis. In *Rev. mens. des mal. de l'enfance.* Paris, 1887.

De l'éléphantiasis des Arabes chez les enfants. In *Rev. mens. des mal. de l'enfance.* Paris, janvier 1888.

De l'antipyrine dans les maladies infantiles et le traitement de la chorée. Broch. in-8°. Paris, 1888. O. Berthier, éditeur.

Valeur des injections hypodermiques de caféine dans la thérapeutique infantile. Paris, 1888. O. Berthier, éditeur.

Sur l'emploi clinique du Strophantus, avec la collaboration du docteur Clemente Ferreira. Paris, 1888. O. Berthier, éditeur.

Sur les troubles dyspeptiques dans l'enfance et sur leur diagnostic par la recherche chimique du suc gastrique. Paris, 1888. O. Berthier, éditeur.

De l'antipyrine, de la thaline, de l'antifébrine et de la phénacétine au point de vue hémostatique. Paris, 1889. O. Berthier, éditeur.

Du traitement de la chorée par l'antipyrine. Paris, 1889. O. Berthier, éditeur.

DE
L'EMPLOI DU STROPHANTUS
DANS
LA THÉRAPEUTIQUE INFANTILE

Par le Docteur MONCORVO

Professeur de clinique des maladies de l'enfance à la Polyclinique de Rio-Janeiro
Membre titulaire de l'Académie de médecine de Rio-Janeiro
Professeur honoraire à la Faculté de médecine de Santiago du Chili
Correspondant de l'Académie royale des sciences de Lisbonne
De l'Académie royale de médecine de Rome
De l'Académie royale de médecine de Barcelone
De la Société royale des sciences médicales et naturelles de Bruxelles
Des Sociétés de médecine de Paris, Bordeaux, Marseille, Reims
Alger, Lisbonne, Genève, Buenos-Ayres, Santiago du Chili
De l'Académie de médecine de Lima
Récompensé par l'Institut de France (prix Montyon)
Et par l'Académie de médecine de Paris (prix Desportes), etc., etc.

PARIS
O. BERTHIER, LIBRAIRE-ÉDITEUR
104, BOULEVARD SAINT-GERMAIN, 104

1890